DE L'EMPLOI

DES

EAUX MINÉRALES

DANS LE

TRAITEMENT DES AFFECTIONS CATARRHALES

DES ORGANES GÉNITO-URINAIRES

CHEZ L'HOMME ET CHEZ LA FEMME

PAR

Le Docteur CHAMPOUILLON

ANCIEN PROFESSEUR A L'ÉCOLE DU VAL-DE-GRACE

Commandeur de la Légion d'honneur,

Officier de l'ordre impérial du Medjidié, de l'ordre des Saints-Maurice et Lazare,

Chevalier de l'ordre de Saint-Ferdinand, etc.

———◦⟨⟩◦———

PARIS

PUBLICATION DE LA *GAZETTE DES EAUX*

———

1877

DE L'EMPLOI

DES

EAUX MINÉRALES

DANS LE

TRAITEMENT DES AFFECTIONS CATARRHALES

DES ORGANES GÉNITO-URINAIRES

CHEZ L'HOMME ET CHEZ LA FEMME

PAR

Le Docteur CHAMPOUILLON

ANCIEN PROFESSEUR A L'ÉCOLE DU VAL-DE-GRACE

Commandeur de la Légion d'honneur,

Officier de l'ordre impérial du Medjidié, de l'ordre des Saints-Maurice et Lazare,
Chevalier de l'ordre de Saint-Ferdinand, etc.

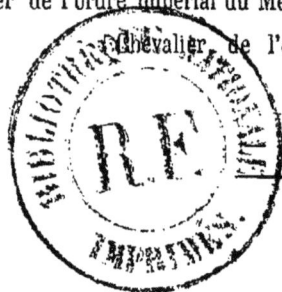

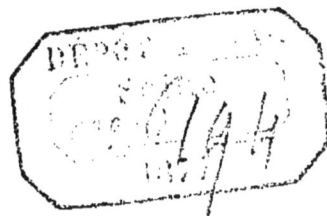

PARIS

PUBLICATION DE LA *GAZETTE DES EAUX*

—

1877

DE L'EMPLOI

DES EAUX MINÉRALES

DANS LE TRAITEMENT DES AFFECTIONS CATARRHALES

DES ORGANES GÉNITO-URINAIRES

CHEZ L'HOMME ET CHEZ LA FEMME

« Je n'estime et je ne recherche qu'une seule
thérapeutique, la thérapeutique du bon sens. »

Je regarde comme peu probable que l'on puisse désormais
ajouter quelques connaissances nouvelles à celles que nous
possédons aujourd'hui sur les causes et la nature des affections
catarrhales; mais nous sommes moins bien renseignés pour ce
qui concerne le choix des agents thérapeutiques à leur opposer.
L'art moderne a tout osé et tout entrepris pour combattre ces
maladies, chez l'homme et chez la femme; toutefois ce luxe de
médications nous embarrasse plus qu'il ne nous sert. C'est particulièrement pour tout ce qui a rapport à l'emploi des eaux
minérales que se fait remarquer la regrettable confusion que
je signale. Combien de cures, en effet, entreprises sous la seule
inspiration du caprice ou du hasard, n'aboutissent qu'à des résultats négatifs ou désastreux! Afin de se prémunir contre de
tels mécomptes, il faut que les médecins se décident désormais
à ne plus négliger l'étude attentive des eaux minérales, et qu'ils
renoncent à ramener toutes les variétés du catarrhe à une
seule et même unité morbide, et à n'adopter pour celle-ci
qu'une seule et même source, accréditée le plus souvent par
la mode, la routine ou les audaces de la spéculation.

Si l'on veut procéder méthodiquement au traitement hydrominéral du catarrhe des organes génito-urinaires, il faut :

1° En rechercher la cause et en déterminer la nature;

2° Choisir parmi les stations hydrominérales celles qui réussissent le mieux à tarir les sécrétions muqueuses et à corriger les lésions organiques concomitantes;

3° Prévenir les récidives.

Qu'il s'agisse, par exemple, d'une cystite catarrhale résultant de la rétrocession d'une affection herpétique, la logique commande, en pareil cas, d'opposer à la maladie d'abord un traitement spécifique; les médications subséquentes ne sont valables alors que pour remédier aux altérations organiques de la vessie qui ont pu être produites par l'élément diathésique.

CATARRHE VÉSICAL
(chez l'homme et chez la femme).

Causes. — Le catarrhe des organes génito-urinaires a des causes générales et des causes spéciales provenant des différences de conformation anatomique dans les deux sexes. Ces causes sont d'origine variée, mais d'importance inégale relativement à l'issue de la maladie. Il se présente des cas où l'étiologie du catarrhe vésical demeure obscure, incertaine, parce qu'il est impossible de saisir aucune lésion pathologique du côté de la vessie. Aussi a-t-on admis un catarrhe essentiel, idiopathique, lequel serait le produit d'une augmentation passagère ou permanente de la sécrétion normale des follicules mucipares. Qu'il y ait un catarrhe sans base anatomique visible, on ne saurait le nier. Mais que la vessie, la matrice ou le vagin fournisse des flots de mucosités, spontanément, sans aucune incitation morbide, c'est là une supposition absolument erronée.

On cite volontiers le catarrhe sénile comme preuve et comme type du catarrhe essentiel. L'exemple est mal choisi, car cette variété du catarrhe a elle-même des causes particulières; elle dépend tout à la fois de l'abaissement des fonctions perspiratoires et éliminatrices de la peau, de l'hypertrophie de la prostate, de la paresse de la vessie qui ne se vide qu'incomplètement, d'une diathèse latente ou méconnue, etc. Il ne faut donc

pas croire que toutes les affections catarrhales de l'appareil génito-urinaire, à étiologie confuse, soient des catarrhes essentiels
tels qu'on s'en fait généralement l'idée. En dehors de ceux-ci,
qui, s'ils existent réellement, seraient d'une rencontre excessi-
vement rare, il en est d'autres infiniment plus communs qui
dépendent d'une lésion pathologique dont la nature ne se fait
pas toujours reconnaître de prime abord : ce sont les catarrhes
symptomatiques.

On ne saurait considérer comme un catarrhe proprement dit
la présence accidentelle d'une certaine quantité de mucosités
dans l'urine d'une personne en bon état de santé. Cette sécrétion
anormale tient à des causes de peu d'importance ; elle est habituellement de courte durée, et elle ne réclame guère, pour sa
guérison, le concours des eaux minérales.

Le véritable catarrhe symptomatique emprunte son caractère
distinctif à sa chronicité même : il correspond à des altérations
variées de la vessie ou des organes situés dans son voisinage.
J'estime, en effet, que le rétrécissement inflammatoire de la
portion membraneuse de l'urètre, de même que le flux hémor-
rhoïdaire, engendre ou entretient un tiers environ des catarrhes
chez l'homme.

L'une des causes immédiates de la sécrétion catarrhale de la
vessie, c'est la présence de graviers ou d'un calcul dans la cavité de cet organe, dont la muqueuse, brossée par le roulis des
corps étrangers, finit par s'irriter plus ou moins vivement ; ces
sortes de flux se tarissent presque toujours d'eux-mêmes, après
l'opération de la taille ou de la lithotritie, à moins que l'organe
n'ait déjà subi de graves transformations de texture, telles que
le ramollissement ou l'induration avec ou sans ulcérations. Il
n'est pas rare que le plexus nerveux qui embrasse le col de la
vessie et la région anale devienne le siége d'une névralgie continue ou à retours périodiques. Lorsque la douleur est très-vive
ou déjà ancienne, elle détermine un mouvement fluxionnaire
vers la muqueuse vésicale, qui rougit et sécrète. La susceptibilité, c'est-à-dire l'intolérance de l'organe, augmente, en même

temps que sa tonicité diminue. Il y a alors de continuels besoins d'uriner ; la sortie de l'urine est lente ou subite et par bonds, en petite quantité à la fois, surtout si la douleur est très-aiguë. Cette affection, qui s'accompagne toujours de catarrhe, simule assez exactement les symptômes rationnels de la pierre : on n'évite l'erreur qu'en pratiquant une fouille de la vessie.

Plus commune peut-être chez la femme que chez l'homme, la cystalgie est engendrée par toutes les causes de la névralgie en général. Lors même qu'elle est de date ancienne, le mucus n'est jamais très-abondant dans les urines, et le passage de celle-ci ne cause dans le canal qu'une sensation de brûlure supportable. Cette variété de catarrhe cesse presque toujours avec la névralgie, laquelle absorbe tout le traitement.

Un grand nombre de catarrhes de la vessie sont la suite de l'atonie ou de la paralysie de sa paroi musculaire, comme cela a lieu dans la vieillesse et dans les cas de maladie de la moelle épinière. Ici, le catarrhe a une origine en quelque sorte chimique. En effet, comme la vessie se vide incomplétement, une certaine quantité d'urine reste toujours dans son bas-fond ; là, elle se décompose ; l'urée engendre des produits ammoniacaux dont le contact irrite la muqueuse, laquelle fournit des mucosités épaisses, abondantes, souvent mélangées de pus.

L'hypertrophie de la prostate, un rétrécissement fibreux du canal, en faisant obstacle à la libre et entière sortie de l'urine, produisent les mêmes résultats.

Le catarrhe vésical peut être le resultat d'une métastase diathésique : il n'est plus alors qu'un accident, mais un accident habituellement tenace. Bertrand (de Clermont), l'un des premiers, a signalé la facilité avec laquelle la goutte et le rhumatisme, deux espèces essentiellement mobiles en leur siége, peuvent déterminer le flux catarrhal de la vessie. Il est à remarquer toutefois que la goutte et le rhumatisme n'attaquent pas le tissu de la vessie comme ils attaquent les tissus articulaires, par exemple ; mais ils donnent plus d'énergie aux causes banales de l'hypercrinie et surtout plus d'opiniâtreté à la maladie. La guérison définitive n'est possible, on le comprend, qu'après l'extinction de la diathèse rhumatismale.

Les cas de catarrhe symptomatique de la diathèse herpétique ou dartreuse passent assez rarement sous les yeux du médecin et ne se font pas toujours reconnaître à première vue ; mais on peut en soupçonner l'origine et la nature, en ce qu'ils ont pour caractère de succéder à la disparition brusque d'une éruption cutanée et de n'être point amendés, comme dans l'espèce précédente, par les influences saisonnières ou climatériques.

Le degré de minéralisation de l'urine a une importance considérable dans la production ou l'aggravation du catarrhe de la vessie. Un excès d'acide urique ou d'urates dans la composition de ce liquide provoque tôt ou tard une sécrétion plus ou moins abondante de mucosités. Telle est l'origine presque constante du catarrhe des graveleux et des sujets sanguins adonnés à la bonne chère.

Le pus mêlé à l'urine, qu'il provienne de la vessie, des reins ou des tissus périnéphrétiques, irrite vivement la muqueuse vésicale, soit par ses propriétés intrinsèques, soit par les composés ammoniacaux en lesquels il se transforme. Dans cette variété du catarrhe, la miction est particulièrement très-douloureuse, et l'urine exhale une odeur insupportable.

Je dois signaler ici un phénomène dont la vue déconcerte souvent les praticiens encore novices. Il n'est pas rare qu'après son entier refroidissement l'urine prenne l'aspect et la consistance glaireuse du blanc d'œuf, sans rien perdre de sa transparence. Cette transformation, qui débute dans la vessie même, est due à ce que dans l'urine, devenue fortement ammoniacale par la décomposition de l'urée, les globules purulents se dissolvent et se convertissent en une masse gélatiniforme, à peu près inodore et semblable à de la *mucine*, par son aspect.

Une circonstance de l'ordre anatomique contribue à rendre le catarrhe vésical plus commun chez l'homme que chez la femme. Chez l'homme, en effet, l'augmentation de volume de la prostate constitue une cause spéciale de la maladie.

Différentes influences favorisent la production et la chronicité du catarrhe de la vessie. C'est à cette classe de causes prédisposantes qu'il faut rattacher les professions sédentaires, l'abus de l'équitation, des boissons alcooliques, des aliments de haut goût, le séjour dans les pays froids et humides ou brumeux, les vicissitudes saisonnières, etc.

Traitement. — Le catarrhe vésical peut devenir une affection grave, en raison de sa ténacité habituelle, de la fréquence des rechutes et surtout des atteintes qu'il porte à la santé et à la constitution : après avoir sapé le moral des malades, il conduit souvent ceux-ci à la mélancolie et quelquefois au suicide.

Bien que la thérapeutique hydrominérale fournisse d'utiles moyens d'attaque contre le catarrhe des voies urinaires, l'art restera néanmoins impuissant s'il s'agit, comme cause de la maladie, d'une altération grave de l'organe, telle qu'un fongus, un cancer, un ramollissement de la muqueuse.

Le traitement sera toujours long, et les résultats demeureront quelquefois incomplets ou seront peu durables, lorsque le catarrhe sera d'espèce diathésique; il n'est pas toujours permis non plus de considérer sa guérison comme acquise s'il dépend d'une atonie de la vessie consécutive à la vieillesse ou bien à une lésion des centres nerveux accusée par la paraplégie. Les rechutes sont tellement faciles et communes, que plusieurs auteurs considèrent le catarrhe vésical comme incurable; cette conclusion me semble fort exagérée. Toutefois, les récidives sont moins fréquentes chez les sujets qui ont été une première fois atteints, parce qu'ils ont pour eux l'expérience des choses qui leur sont nuisibles ou qui conviennent à leur état.

Je l'ai dit bien souvent, on peut amender le catarrhe avec les formules pharmaceutiques, on ne le guérit qu'avec les eaux minérales. En général, ce qui constitue pour la plupart des praticiens le catarrhe vésical, c'est la présence de mucosités dans les urines, et rien de plus. Leur vue ne porte pas au delà. Dès que la sécrétion de ces mucosités résiste aux efforts de la thérapeutique banale, les eaux sont prescrites, souvent sans grande préoccupation des lésions qui peuvent affecter la vessie. Or, si quelques-unes de ces lésions s'amendent, il en est d'autres au contraire qui empirent par le contact des substances minérales. Il n'est donc pas surprenant que, parmi les sujets catarrheux qui hantent les stations thermales, quelques-uns s'y rétablissent ou s'y améliorent, tandis que d'autres en reviennent dans l'état où ils y sont allés ou n'en reviennent pas du tout. Cette diversité de résultats témoigne bien de l'indifférence des médecins en général pour l'étude sérieuse des eaux minérales, et de la déplorable incapacité de quelques-uns de ceux qui prennent pour office spécial d'en diriger l'emploi. En somme, le malade qui ne passe ni sous les yeux ni par les mains d'un praticien compétent commence et poursuit sa cure un peu au hasard, avec les chances incertaines de la bonne ou de la mauvaise fortune.

Il faut avoir été témoin des catastrophes lamentables qui se produisent près de certaines sources, pour comprendre à quel point il importe que le médecin connaisse au juste les propriétés des eaux et leur mode spécial d'action, combien il lui faut de tact et de prudence dans le maniement de cet agent thérapeutique, pour ne point offenser une vessie qui, par cela même qu'elle est malade, offre des nuances infinies de susceptibilité. C'est avec raison qu'un célèbre praticien a dit que la vessie est un organe que le médecin ne peut aborder que le chapeau à la main.

C'est ici le lieu d'établir, comme principe absolu, que les eaux minérales, quelle qu'en soit la composition, doivent être administrées avec beaucoup de circonspection dans le traitement du catarrhe : leur action doit être douce et soutenue et sans précipitation contre une maladie qui, progressant lentement, demande à rétrograder de même. L'une des conditions fondamentales du succès, c'est que les reins, au moment de la cure, soient exempts de congestion ou d'irritation chronique, et à plus forte raison d'altérations organiques. Il importe expressément, d'autre part, que le catarrhe soit devenu indolent ou tout au plus sujet à de légères recrudescences. Cela ne veut pas dire néanmoins que, pour être passible des eaux minérales, il faut que l'affection soit de date ancienne, car alors elle se montrerait très-rebelle, mais qu'elle ne présente pas de tendance aux réactions locales ou générales intenses, avec imminence de suppuration ou de retour à un état aigu grave, point difficile à saisir quand il s'agit d'un organe aussi impressionnable que la vessie. Toutefois il est d'expérience que, chez les vieillards surtout, les eaux excitantes résolutives peuvent améliorer et guérir un catarrhe chronique simple, en le transformant, par voie de substitution, en une cystite subaiguë artificielle.

J'ai été l'un des premiers, je crois, à expérimenter et à signaler les remarquables propriétés anti-catarrhales et antizymotiques de l'acide silicique et des silicates. Depuis que j'emploie ce remède, soit en boisson, soit en injections dans la vessie, contre les affections catarrhales des voies génito-urinaires, son efficacité s'est rarement trouvée en défaut. J'ai toujours remarqué que la silice et ses dérivés diminuent rapidement l'abondance des sécrétions, qu'ils neutralisent l'action du mucus sur l'urée et préviennent ainsi la formation de l'ammoniaque, qu'ils décomposent et gélatinisent le pus mêlé à l'urine et préviennent ainsi la possibilité et les dangers de la résorption.

Toutes les eaux de Luxeuil abondent en silice. Dans l'une des sources principales de cette station, la silice se trouve associée aux carbonates de fer et de manganèse, c'est-à-dire à des substances toniques et astringentes, douées en quelque sorte de propriétés siccatives, et qui réussissent à merveille contre le phénomène *catarrhe*, surtout lorsqu'il se complique d'urines purulentes ou ammoniacales. Dans ce cas, les injections et les breuvages siliceux ont pour avantages de neutraliser l'acidité des sécrétions vésicales, de tuer les organismes inférieurs si abondants et si variés qui pullulent dans ces sécrétions et qui jouent le rôle de ferments pour transformer le mucus alcalin en mucus acide.

Lorsqu'il s'agit de résoudre par la médication hydrominérale la congestion ou l'engorgement chronique de la muqueuse vésicale, c'est aux espèces sulfureuses qu'il faut avoir recours. Les eaux carbonatées sodiques (Vichy, Royat) ou calciques, prises de manière à ne point offenser les reins ni la muqueuse vésicale, agissent aussi très-heureusement contre le catarrhe atonique.

Il est une variété de catarrhe pour ainsi dire supplémentaire qui appartient surtout aux personnes dont la peau est devenue aride et dont la guérison n'est possible qu'à la condition de rétablir la perspiration cutanée amoindrie ou supprimée. On sait, en effet, combien est étroite la solidarité physiologique qui lie les membranes muqueuses et la peau : dès que celle-ci cesse de fonctionner, les sécrétions muqueuses ne tardent point à s'exagérer. Ici, la donnée thérapeutique est simple : il faut restituer à la peau la vitalité qu'elle a perdue. C'est au mode de balnéation qu'il faut demander ce résultat, c'est-à-dire aux bains de vapeur, ou mieux encore aux douches minérales très-chaudes. Par la révulsion qu'elles exercent à la périphérie du corps, les douches générales sont celles qui offrent le plus d'avantages et le moins de dangers ; mais il convient de modérer leur énergie, afin de ne point provoquer une réaction trop violente, particulièrement chez les vieillards. Les douches locales, celles qui sont dirigées sur l'hypogastre, doivent être administrées aussi avec ménagement ; il importe d'en régler avec soin la durée, la violence, le volume et la température, afin de ne point dépasser les limites d'une stimulation locale modérée. Il est à noter que, chez les vieillards, le succès du traitement n'est ni constant ni définitif, car chez eux la sécheresse des téguments est un état à peu près irrémédiable.

Dans le catarrhe par atonie de la muqueuse ou de la couche musculaire de la vessie se retrouve encore l'influence de l'âge, c'est-à-dire de la vieillesse ; mais sa cause la plus habituelle et la plus grave, c'est la paraplégie chronique.

Les eaux alcalines à petites doses ont pour effet, dans ce cas, de ranimer la contractilité de la poche urinaire : c'est là leur bon côté. Mais le succès, quand on y atteint, est rarement durable : ainsi, sur 52 cas de catarrhe simple dépendant uniquement de l'atonie ou de l'impuissance vésicale, traités à Vichy, je trouve, dix mois après la cure, une seule guérison, 7 améliorations, 44 résultats ni bons ni mauvais. Le catarrhe qui a guéri avait survécu, chez un calculeux, à l'opération de la lithotritie.

Le catarrhe consécutif à la névralgie de la vessie réclame l'emploi des eaux diurétiques faiblement minéralisées. C'est aux sources de même nature qu'il convient de recourir quand les phénomènes inflammatoires de la cystite catarrhale ont disparu, que la sécrétion muqueuse est devenue peu abondante et que le col de la vessie demeure pourtant encore très-impressionnable. La station d'Evian représente le type des eaux diurétiques et calmantes particulièrement destinées aux malades irritables. Il serait difficile d'expliquer par la faible proportion des principes salins qu'elles contiennent l'efficaité que la tradition et l'expérience clinique leur attribuent contre certaines variétés du catarrhe vésical ; elles semblent n'avoir qu'une action purement dynamique. En effet, la grande quantité d'eau absorbée chaque jour par les malades, sa facile digestibilité déterminent, par d'abondants lavages, l'expulsion des dépôts muqueux ou salins que la vessie garde d'ordinaire dans son bas-fond. De plus, la crue d'eau douce qui s'établit ainsi dans les urines constitue pour la muqueuse vésicale un bain salutaire. Mais la cure finie, et le malade cessant de boire, les dépôts diathésiques ou autres ne tardent point à reparaître et annoncent ainsi que le catarrhe n'est pas guéri.

La cure, à Evian, s'accomplit d'habitude sans accidents du côté de l'appareil urinaire ; mais, à part quelques succès durables, les améliorations, généralement très-communes (80 0/0), ne se soutiennent guère au delà de quatre ou cinq mois.

Le catarrhe symptomatique d'une cystite chronique est presque toujours l'expression de dégénérescence, d'altérations graves du tissu de la vessie, telles que le ramollissement, les ulcérations grisâtres, pulpeuses, les suffusions livides de la muqueuse, l'hypertrophie de la paroi musculaire, dont les reliefs forment des loges, des poches qui servent de réceptacle aux dépôts de matières muqueuses, purulentes ou salines qui se séparent de l'urine et entretiennent la sécrétion catarrhale. Les fausses membranes, les fongus, l'épithélioma, le cancer confirmé du col de la vessie sont autant de lésions pathologiques qui excluent, comme les précédentes, toute chance de guérison du catarrhe par la seule action des eaux minérales, quelles qu'elles soient.

Parmi les eaux réputées favorables à la guérison du catarrhe consécutif à une cystite chronique simple, il faut citer celles d'Evian, de Pougues, de Saint-Sauveur, toutes les espèces sulfureuses faiblement minéralisées ; on vante aussi l'eau et surtout les bains de Pfeffers, en Suisse. Ces bains, qui sont d'une durée habituelle de trois et quatre heures, provoquent une éruption cutanée du meilleur effet, comme révulsif.

Lorsque le malade est devenu anémique et s'est affaibli par la souffrance et l'épuisement, c'est vers la station de Luxeuil qu'il convient de l'acheminer.

Voici quelques données de la statistique officielle qui peuvent fournir une idée du degré approximatif de la curabilité du catarrhe chronique par les eaux sulfureuses de Baréges et d'Amélie en particulier : la cystite catarrhale exempte de diathèse figure seule dans ces relevés.

Pour ce qui concerne la station de Baréges, on compte, sur 100 malades, 6 guérisons, 28 améliorations, 46 états stationnaires, 17 aggravations, 3 décès.

La station d'Amélie donne des résultats un peu plus satisfaisants : la proportion des guérisons est de 8, celle des améliorations de 57; il y a 21 états stationnaires, 12 aggravations, 2 décès, 0/0. Les améliorations ont une durée qui varie de 4 à 10 mois.

Les annotations qui accompagnent les rapports d'inspection font ressortir la supériorité des bains et des douches sur l'eau prise en boisson, celle-ci pouvant raviver la cystite, provoquer de la dysurie et des accès pernicieux.

Le climat sec et chaud d'Amélie-les-Bains exerce une influence manifestement favorable sur les améliorations et la guérison du catarrhe et favorise la durée des succès obtenus.

Le catarrhe qui s'est établi consécutivement à une hypertrophie chronique de la prostate, à un rétrécissement de l'urètre ou à une métrite chronique ne survit pas généralement à la guérison de la maladie qui le tient sous sa dépendance. Toutefois, comme en pareil cas la vessie peut être atteinte de parésie et qu'elle continue à fournir la même abondance de mucosités, il y a lieu de soumettre le malade à l'usage des eaux siliceuses, ou carbonatées sodiques légères, ou sulfureuses dégénérées.

Le catarrhe *diathésique* réclame naturellement l'usage des eaux antidiathésiques spéciales. C'est ainsi qu'il est indiqué d'opposer au catarrhe urique ou goutteux les eaux alcalines de Vichy, et particulièrement celle de la source des Célestins. On a conseillé dans le même but les sources de Royat, de Capvern et de Contrexéville. Ces diverses sources, qui présentent quelques différences dans la nature et la proportion de leur minéralisation, ont une propriété commune qui ressort de leur action diurétique et des propriétés spéciales résultant de leur composition même. La lithine en serait l'élément le plus précieux, si l'on en croit tout ce que la spéculation et l'ignorance ont proclamé en son honneur.

L'eau minérale de Contrexéville n'a guère que des effets dynamiques; elle déterge plus qu'elle ne résout. La confiance qu'on lui accorde comme remède contre la goutte et le catarrhe vésical est une pure superstition, car elle n'a rien d'anti-diathésique, pas plus que celle de La Preste et celle de Cap-vern. Ces eaux, en augmentant la sécrétion urinaire, agissent mécaniquement plutôt que chimiquement sur les appareils et les produits urinaires; leur effet est celui d'une puissante irri-gation qui nettoie les reins et la vessie, en chasse le sable et les graviers qui s'y trouvent; mais c'est à peine si, dans la plu-part des cas, la sécrétion catarrhale disparaît pendant la durée de la cure, quand surtout il y a déjà quelque lésion anatomique de la muqueuse vésicale. On ne peut guère espérer d'effets salutaires, plus ou moins durables, que pour le catarrhe récent et de forme légère. L'eau agit alors en diluant l'urine et en affaiblissant ainsi l'action irritante de l'acide urique et des urates; elle opère en même temps par voie de révulsion intes-tinale et de spoliation exercée sur les matières protéiques de nature azotée.

En résumé, l'eau de Contrexéville, de même que ses congé-nères, a des effets curatifs très-limités et d'une durée très-courte, lors même que les malades, rentrés chez eux, en continuent l'usage loin de la source. En raison de sa forte mi-néralisation et par suite de l'intempérance habituelle des buveurs, cette eau produit quelquefois des accidents formi-dables ou rapidement mortels chez les malades atteints d'une irritation larvée ou d'une excitabilité extrême des reins et de la vessie. Dans leur mouvement de migration hors de l'écono-mie, les principes minéraux qui ont été absorbés, en traver-sant les organes de la fonction urinaire, peuvent y porter une stimulation assez vive pour qu'elle soit suivie d'accès perni-cieux, de pyoémie, d'urémie, de résorption purulente et d'une mort presque toujours prompte.

Ces catastrophes ne sont pas rares à Contrexéville. Voici, du reste, le tableau des résultats obtenus pour 88 officiers atteints de catarrhe vésical et autorisés à se faire traiter dans cette station. La plupart de ces malades étaient d'âge mûr ou d'un âge avancé. Guérisons, 3; résultats nuls, 22; aggravations d'importance ou de durée diverses, 31 ; améliorations s'étant maintenues pendant quelques mois seulement, 27; décès pendant ou peu de temps après la cure, 5.

Les 3 cas de guérison se rapportent à des catarrhes récents, dont un d'origine blennorrhagique et les deux autres de cause indéterminée.

Des 5 décès, 3 ont été causés par une pyo-néphrite, 1 par résorption purulente et anurie, et 1 par apoplexie cérébrale frappant le baigneur pendant le trajet de Contrexéville à Paris ; ce dernier malade avait éprouvé, chaque jour, des vertiges après avoir absorbé sa ration de quatre verres d'eau minérale de la source du Pavillon.

Les aggravations se sont manifestées sous la forme de néphrite et de cystite aiguës avec réaction fébrile intense et recrudescence dans l'abondance des sécrétions muqueuses le plus souvent mêlées de pus. Les résultats négatifs ont été observés, ainsi que cela devait être, dans les cas d'altérations diverses de la vessie et de paraplégie de date plus ou moins ancienne.

Comme je l'ai établi précédemment, l'abondance anormale de l'acide urique et des urates dans la composition du sang constitue la diathèse urique, c'est-à-dire une prédisposition spéciale à la goutte, à la gravelle et au catarrhe de la vessie. Cette surcharge du sang par l'acide urique ou les urates a reçu le nom d'uricémie ; elle provient : 1° de la nature azotée des aliments; 2° de la dystrophie ou assimilation incomplète des principes nutritifs ; 3° de l'oxydation insuffisante des éléments protéiformes.

Toutes les influences physiques ou morales capables de troubler le travail physiologique de la nutrition favorisent aussi la production de l'acide urique, en entravant le processus d'oxydation de l'urée.

On admet encore, mais ce n'est qu'une simple conjecture, que l'irritation des reins ou de la vessie sollicite la précipitation des composés uriques dans l'urine, comme l'irritation des gencives enrobe d'une couche de tartre la base des dents.

L'uricémie est de tous les âges et surtout de l'âge mûr, plus commune dans les régions du Nord que dans celles du Midi, chez les gourmands que chez les personnes sobres. Elle se rencontre moins souvent chez la femme que chez l'homme, dans la proportion de 63 contre 265. Elle est héréditaire ou acquise par le régime alimentaire et le genre de vie.

C'est tout à la fois par une action chimique et par une action mécanique que l'acide urique et les urates insolubles tourmentent et irritent la muqueuse vésicale. Cette membrane, qui est d'une tolérance extrême pour les immondices de la digestion, s'offense aisément dès que l'urine acquiert un certain degré de minéralisation par un excès de composés uriques. Ces composés, fort peu solubles, se précipitent sous forme de poudre, de sable fin ou de petits graviers très-durs, quoique d'apparence spongieuse, à surface rugueuse, chagrinée, qui irritent les organes urinaires comme le ferait pour l'œil un corps étranger engagé sous la paupière. Les dépôts d'acide urique et d'urate de soude sont les plus communs.

L'urate d'ammoniaque qui se forme dans la vessie même se présente sous l'aspect d'un dépôt blanchâtre que l'on pourrait prendre facilement pour du pus ou pour du sperme. L'examen microscopique permet seul de lever le doute.

Lorsque le catarrhe vésical dépend uniquement de l'uricémie, ce qu'il est permis de soupçonner à la vue des sédiments qui se séparent de l'urine refroidie, il ne réclame en réalité d'autre traitement que celui qui s'adresse à la diathèse urique et à la gravelle, à moins de complications morbides du côté de la vessie.

Parmi les bases alcalines, il en est une surtout, la lithine, qui forme avec l'acide urique un sel extrêmement soluble; aussi les eaux lithinées ont-elles dû se placer au premier rang dans l'estime des médecins, quand il s'agit de neutraliser l'uricémie et de prévenir ainsi la production de la gravelle urique. Je ne puis m'associer pourtant à cette confiance née d'une conception théorique d'ailleurs parfaitement juste, car j'attends

encore la rencontre d'un seul malade guéri de la gravelle par
la lithine faisant partie des eaux minérales.

Il est hors de contestation aujourd'hui que le carbonate de
lithine l'emporte de beaucoup sur toutes les autres bases alcalines relativement à son affinité pour l'acide urique. On sait que
une partie de bicarbonate de lithine dissoute dans 120 grammes d'eau chauffée à la température du sang absorbe quatre
parties d'acide urique, en dégageant de l'acide carbonique ; il
se forme en même temps un petit dépôt floconneux de mucus
qui a servi de lien d'union aux molécules d'acide urique ou
d'urates composant les grains de sable et de graviers. Voilà une
première donnée utile à connaître, mais elle ne saurait suffire
pour fixer la dose journalière à laquelle devra être prise la lithine. Pour cela, il faudrait, d'autre part, savoir quelle est la
quantité d'acide urique anormal formé dans l'organisme en
vingt-quatre heures, et mis en circulation avec le sang. Des
recherches expérimentales permettent, dit-on, de l'évaluer à
1 gr. 70 environ. Quelle serait alors la proportion journalière
de lithine à lui opposer ? Elle devrait être de 40 centigrammes
au moins, c'est-à-dire du quart de la totalité de l'acide urique.
C'est sur cette base des équivalents chimiques qu'il faut établir
l'emploi rationnel de la lithine. Toutefois, si l'on tient à un
degré de précision absolu, il est indispensable d'analyser
l'urine des graveleux avant de fixer la dose de lithine à absor-
ber par eux chaque jour.

Il a été dressé récemment un tableau sur lequel sont classées
dans l'ordre suivant les sources minérales, d'après leur richesse
en chlorure de lithium :

Royal................	35	milligrammes par litre.	
Martigny.............	30	—	—
Saint-Nectaire.........	22	—	—
Vichy	22	—	—
Vals................	18	—	—
La Bourboule..........	18	—	—
Mont-Dore............	8	—	—
Contrexéville...........	4	—	—

On remarquera que la source la plus favorisée de ce groupe
celle de Royat, ne contient que 3 centigrammes et demi d
chlorure de lithium, et encore ai-je des raisons de croire qu
les chimistes n'ont pas lésiné avec elle. Néanmoins elle es
bruyamment vantée comme une sorte de spécifique assur
contre la gravelle urique. J'avoue que je ne puis, sans une cer
taine hésitation, accueillir l'assurance d'une aussi merveilleus
efficacité, car j'ai bien souvent employé la lithine à des dose
journalières et habituelles de 30 à 40 centigrammes sans e
avoir obtenu aucun résultat satisfaisant. M. Mallez, qui pres
crit cette substance à la dose de 4 grammes par jour dans u
verre de tisane de feuilles de frêne, ne nous dit point quel
sont les avantages qu'il en a retirés. Il est plus que probabl
qu'il n'a éprouvé que des mécomptes, car nous n'avons guèr
l'habitude de taire les succès.

En estimant à un litre la quantité d'eau minérale de Roya
absorbée par les malades en vingt-quatre heures, et en fixan
à trois semaines la durée de la cure, un graveleux ingère envi
ron 70 à 75 centigrammes de chlorure de lithium ; la propor
tion serait beaucoup moindre encore à Vals, Vichy ou Contrexé
ville. Et c'est avec de pareilles doses, prises une fois par an
que l'on a la prétention de guérir l'uricémie et la naïveté d
croire qu'on y réussit !

Que l'on ne cherche donc pas à étendre les limites d'actio
et de succès des eaux de Royat par des promesses exagérées
mais que l'on se contente pour elles du lot des maladies qu
lui revient naturellement. C'est assez pour le développemen
de sa prospérité, qui me semble d'ailleurs parfaitement assuré

Je suis loin de proscrire l'usage de la lithine, soit en pilules
soit en sirop, lorsque le catarrhe vésical est le produit de l'uri
cémie ; mais il ne faut compter sur l'efficacité du remèd
qu'autant que celui-ci est associé aux éléments d'un régim
curatif et prophylactique empruntés à l'hygiène. Je dois consi
gner ici comme un fait d'expérience que c'est une grave té
mérité que de débuter par des doses élevées, parce qu'il est pe

d'appareils digestifs assez robustes pour subir impunément l'action locale d'une substance aussi irritante que la lithine.

Etant démontré que l'uricémie procède de l'azote alimentaire, il faut, d'une part, s'appliquer à diminuer l'abondance des produits protéiformes, en substituant aux aliments plastiques les aliments carbonés, et, d'autre part, favoriser l'oxydation de l'acide urique par les exercices musculaires qui accélèrent le jeu et augmentent l'ampleur de la respiration.

Il est d'usage, plus que de raison peut-être, de traiter le catarrhe d'origine uricémique par les eaux carbonatées sodiques de Vichy et de Royat, surtout lorsqu'il y a coexistence de gravelle urique. Je ne puis m'expliquer cette pratique, qui est chimiquement un non-sens pouvant devenir calamiteux dans ses résultats. En effet, mettre en présence l'acide urique libre et le carbonate de soude, n'est-ce point favoriser la formation d'un sel insoluble qui constitue d'ordinaire l'élément principal des dépôts salins qui s'accumulent dans la vessie et peuvent y prendre du volume s'ils n'en sont expulsés? Que l'on ne s'étonne donc plus si un graveleux revient avec la pierre, après une cure à Royat ou à Vichy. En voici un exemple fort remarquable, pour ce qui concerne la première de ces deux stations.

M. Th..., âgé de 59 ans, d'un tempérament sanguin, enclin à la bonne chère, menant une vie désœuvrée, avait quelquefois émis de petites quantités d'un sable très-fin composé d'acide urique pur. Vers la fin du printemps de 1875 se manifestaient les premiers symptômes d'un catarrhe vésical, d'ailleurs fort léger. Il fut décidé que le malade ferait une saison à Royat et que, jusqu'au moment de son départ, c'est-à-dire pendant six semaines, je pratiquerais chaque jour, avec l'appareil Dieulafoy, un nettoyage complet de la vessie, laquelle cessa bientôt de fournir la moindre trace de mucosités.

Avant de quitter Paris, M. Th... fut exploré avec le plus grand soin par M. le docteur Caudmont : mon confrère constata, comme moi, l'absence complète de graviers ou de calcul dans la vessie. La cure se fit à Royat, régulièrement et sans aucun incident digne d'être remarqué.

Deux mois après, M. Th... s'aperçut que la marche et surtout la voiture sollicitaient de fréquents besoins d'uriner, que la sortie de l'urine était quelquefois brusquement interrompue et suivie de l'émission de quelques gouttes de sang. M. Th... avait la pierre : il fut opéré par M. Mallez, qui pratiqua la lithotritie avec sa dextérité habituelle.

L'année précédente, j'avais vu le même fait se produire, dans des conditions identiques. Cette fois, la pierre venait de Vichy.

Il y aurait beaucoup d'exagération à conclure, des deux faits qui précèdent, que les eaux bicarbonatées sodiques n'offrent que des inconvénients ou des dangers pour le traitement du catarrhe urique. Il est de notoriété, au contraire, que la plupart des malades se trouvent bien d'une cure à Vichy, soit que les eaux soient prises en quantité suffisante pour perfectionner le travail de la nutrition, soit qu'elles diminuent la quantité des éléments protéiformes et consécutivement la plasticité du sang. C'est là tout ce que la chimie animale nous laisse apercevoir comme explication théorique de la réduction des proportions de l'acide urique. J'espère, pour l'honneur de la science, qu'il nous sera possible un jour de sortir de ces interprétations un peu nuageuses.

LEUCORRHÉE (flueurs blanches).

Chez la femme, le catarrhe vésical est souvent associé à la leucorrhée. Celle-ci aussi peut être idiopathique, c'est-à-dire étrangère à un état inflammatoire quelconque : elle peut être symptomatique d'une irritation locale ou d'une diathèse.

La leucorrhée consiste, comme chacun sait, dans l'augmentation et l'altération des sécrétions muqueuses normales de l'appareil génital : son siége n'est pas toujours le même, ce qui constitue plusieurs variétés dans l'espèce.

La leucorrhée vaginale proprement dite est rare, car la muqueuse du vagin est constituée anatomiquement de manière à n'offrir que fort peu de follicules mucipares ; elle est relativement sèche à l'état normal ; même sous l'influence d'une excitation un peu vive, elle ne fournit qu'un liquide séreux, sans viscosité et d'une odeur aigrelette.

Les follicules mucipares abondent au contraire dans la muqueuse du cul-de-sac du vagin, dans celle du col et de la cavité de l'utérus.

La vulve a aussi ses glandes vulvo-vaginales en état de fournir des mucosités.

Le col utérin étant plus particulièrement exposé aux causes d'irritation sécrétoire, telles que les granulations, les érosions, les indurations partielles ou générales, il s'ensuit que la leucorrhée dite cervicale est la plus commune.

Causes. — Toutes les femmes peuvent être atteintes, au moins accidentellement, de leucorrhée, et celles qui semblent les plus saines et les plus robustes n'en sont point exemptes.

La leucorrhée idiopathique reconnaît pour causes : l'anémie et la chlorose, le tempérament lymphatique, la faiblesse de constitution, la débilité générale résultant d'une mauvaise alimentation, d'une habitation insalubre, du séjour dans les grandes villes, de la vie sédentaire, des professions qui s'exercent dans un air confiné ; viennent ensuite la scrofule, le rachitisme, l'abus des salaisons, du café au lait, de la bière trop jeune, du cidre nouveau, des bains, des chaufferettes, les hémorrhoïdes, l'atonie des organes génitaux, la mollesse du tissu de la matrice, l'éréthisme et la congestion de cet organe, l'aménorrhée, l'approche et la fin des règles, la grossesse, le renoncement à la fonction de l'allaitement, et enfin une sorte de diathèse catarrhale. La leucorrhée est de tous les climats et de tous les âges ; cette infirmité, toutefois, est assez rare après l'âge critique.

Les causes habituelles de la leucorrhée symptomatique sont : la vulvite et la vaginite simples ou blennorrhagiques, la métrite

externe et l'endométrite, l'hématocèle rétro-utérine, les granulations, les ulcérations, les polypes du col de la matrice, une
tumeur fibreu-e du corps de l'organe, un accouchement labo-
rieux, la suppression brusque de la sueur, du flux hémorrhoï-
dal, du lait, des lochies ou des règles que la leucorrhée rem-
place quelquefois, l'extinction d'un exutoire, la rétrocession
d'une dartre, la métastase rhumatismale, les névralgies de l'appareil génital, et enfin la malpropreté habituelle des parties
sexuelles.

La colère, la frayeur, le chagrin, et en général toutes les
émotions vives et subites augmentent instantanément l'abondance de l'écoulement.

Toutes les variétés de la leucorrhée peuvent devenir tout à la
fois cause et effet de troubles dans la santé, tels que : la dys-
pepsie, la gastralgie, l'anémie et le nervosisme.

Ce n'est pas seulement à la recherche des causes, mais surtout
à la recherche des lésions pathologiques, qu'il convient de s'appliquer, en vue du traitement hydrominéral à prescrire.

Il est des circonstances dans lesquelles une exploration di-
recte des parties malades n'étant ni permise ni possible, on se
trouve réduit à rechercher dans les qualités physiques de la
matière de l'écoulement la présomption de son origine. On a
constaté, à cet égard, que dans la leucorrhée vulvaire, commune chez les petites filles dartreuses, lymphatiques, scrofu-
leuses, malpropres ou à cheveux rouges, la matière sécrétée est
visqueuse, collante, incolore ou jaunâtre quand elle contient du
pus ; elle irrite vivement par son contact habituel la peau du
voisinage. Le linge, semé de taches souvent grisâtres, allon-
gées, verticales, se raidit par dessiccation ; ces taches ont des
contours généralement corrects.

Lorsque le flux est de provenance cervico-vaginale, le liquide
est composé d'un mélange de lymphe, de sérosité acidule, de
débris d'épithélium pavimenteux, de globules de pus, de leucocytes et de matière grasse; il est d'apparence laiteuse, épais ou
fluide, jaune ou verdâtre dans certains cas. Les taches impri-

mées sur le linge sont grandes, rondes ou à bords irréguliers. Le linge n'est que médiocrement empesé quand le pus et la sérosité dominent.

La leucorrhée utérine ou catarrhe utérin, très-rare chez les enfants, est commune chez les jeunes filles anémiques et chez les femmes mariées. Le liquide est neutre, d'une odeur fade; il se compose d'eau, de mucine, de débris d'épithélium altéré, de sels alcalins, de mucus et quelquefois d'un peu de sang; il peut être opalin par l'accumulation des leucocytes, mais il est habituellement clair, transparent, ressemblant à du blanc d'œuf ou à du verre fondu. Sa grande consistance fait qu'il adhère facilement aux surfaces sur lesquelles il se concrète; quelquefois il forme bouchon à l'orifice du canal utérin et peut devenir ainsi une cause passagère de stérilité. Chez les jeunes filles, chez les femmes qui n'ont point encore eu d'enfant et dont le canal utérin par conséquent n'a point encore été dilaté par l'accouchement, le mucus peut s'accumuler dans la cavité de la matrice et en sortir tout à coup avec accompagnement de coliques. Comme l'expulsion n'a lieu que quand la matrice est remplie, ce qui exige tous les jours à peu près le même temps et a lieu à peu près à la même heure, on pourrait croire à une leucorrhée intermittente.

La matière du catarrhe utérin, dont l'abondance augmente presque toujours avant et après les règles, empèse très-fortement le linge sur lequel elle se dépose en taches rondes, peu étendues et assez nettement circonscrites.

Il est d'une grande importance pour le médecin de connaître l'état anatomique des organes qui fournissent la matière de la leucorrhée. Voici ce que révèle l'exploration des parties quand elle est possible.

Dans la leucorrhée vulvaire, si l'on écarte les lèvres, on voit sur la muqueuse des plaques rouges ou une surface uniformément irritée, des érosions, des ulcérations ou bien une injection ordinairement très-vive de l'orifice du canal de l'urètre, de la rougeur et du gonflement de la vulve accompagnés de démangeaisons qui augmentent pendant la nuit. Une sensation de chaleur ou de brûlure règne dans toute la région.

Quand la leucorrhée est de provenance vaginale, il n'y a d'habitude ni chaleur ni gonflement de la vulve, à moins que la leucorrhée ne soit à la fois vulvaire et vaginale. En déprimant la fourchette avec le doigt, on fait sortir le muco-pus accumulé derrière cet écran. Si l'on nettoie ensuite avec de la ouate la muqueuse du vagin, on peut, à l'aide du spéculum, découvrir les rougeurs, les granulations, les érosions dont elle est le siége.

Le mode d'exploration est le même lorsqu'il s'agit de reconnaître l'état du col de la matrice, dans les cas de leucorrhée cervicale.

Dans les cas de catarrhe utérin, on voit le liquide sourdre de l'orifice extérieur du canal de la matrice, couler au dehors fluide, ou en rubans glaireux, s'étaler sur la lèvre postérieure et la partie correspondante du vagin. En pressant un peu sur le col avec l'extrémité du spéculum, ou mieux encore en déprimant avec la main la région hypogastrique, on force le liquide à sortir de la matrice lorsqu'il est très-épais. Il n'est pas rare de constater, à l'orifice du canal, des granulations, des gerçures ou des ulcérations sur les lèvres. Toutefois, à la vue et au toucher, la matrice peut paraître absolument saine; toute l'irritation sécrétoire siége dans la cavité de l'organe.

Traitement (1). — Doit-on toujours tenter la guérison de la leucorrhée? La question est souvent posée. La réponse ne peut qu'être affirmative; il est prudent toutefois de respecter la leucorrhée qui est supplémentaire des règles.

La leucorrhée désobéit presque toujours aux traitements pharmaceutiques les mieux conçus : elle est surtout rebelle

---

(1) J'ai emprunté à la compétence toute spéciale de Mme Alliot la plupart des indications relatives au choix à faire entre les sources minérales, pour le traitement de quelques-unes des variétés de la leucorrhée.

quand elle est entretenue par la chlorose ou par une diathèse quelconque, et c'est alors surtout que le recours aux eaux minérales est le plus nettement indiqué.

La couleur et la consistance de la matière de l'écoulement ne fournissent aucune indication sur le choix des sources; c'est donc la cause de la maladie qu'il faut consulter. Ainsi, il est de toute évidence que le groupe des leucorrhées qui dépendent de l'anémie, de la chlorose ou de l'aménorrhée appelle l'usage du fer. Les eaux manganésiennes ferrugineuses chaudes de Luxeuil, les seules de cette espèce qui existent en Europe, représentent par excellence la médication reconstituante de l'organisme : elles l'emportent de beaucoup sur celles des sources analogues, en ce que le fer et le manganèse à l'état de bicarbonate sont associés à la silice, qu'elles peuvent être prises en boisson, en bains ordinaires et en bains prolongés de piscine, ce dernier mode de balnéation constituant une inestimable ressource pour les malades empêchés de boire, car l'eau ferrugineuse absorbée par la peau produit exactement les mêmes effets thérapeutiques que celle qui est prise par la bouche.

Dans le traitement de la leucorrhée, aux thermes de Luxeuil, la prépondérance revient aux irrigations avec l'eau siliceuse, surtout quand il n'y a pas d'irritation locale trop vive. Ces irrigations, pratiquées dans le bain même, nettoient parfaitement la surface des muqueuses qui fournissent l'écoulement, neutralisent l'acidité du liquide et préviennent en même temps sa fermentation putride.

Les bains sont pris d'ordinaire à la température de 32° et alimentés ou par l'eau ferrugineuse pure ou par l'eau ferrugineuse mêlée à l'eau siliceuse.

La clientèle de Luxeuil se compose principalement de dames et de jeunes filles offrant toutes les variétés possibles de l'anémie et des affections chroniques des organes génito-urinaires. On trouve là l'occasion d'études cliniques du plus grand intérêt. J'ai le souvenir d'un cas pathologique extrêmement grave, et dont la guérison est le témoignage le plus éclatant que l'on puisse invoquer en faveur de l'efficacité des eaux de cette station. Il s'agit d'une malade, Mme D..., venue de Paris dans un état déplorable, presque désespéré. Cette dame, âgée de 41 ans, d'une constitution délicate, épuisée par des pertes blanches d'une incroyable abondance survenues par suite d'une hématocèle rétro-utérine opérée, depuis quelques mois, par M. Bernutz, était en outre assaillie jour et nuit par des douleurs névralgiques qui sillonnaient incessamment tous les membres et surtout les cuisses. La plus minime quantité de boisson ou d'aliments ingérés donnait lieu à des accès de gastralgie atroces, suivis de vomissements et de défaillances. La maigreur et l'anémie étaient telles, que la peau était devenue presque transparente. Quinze à vingt serviettes étaient chaque jour employées à recevoir le muco-pus qui s'écoulait du vagin.

Je m'appliquai tout d'abord à éteindre les douleurs névralgiques, au moyen d'injections hypodermiques de morphine, et à calmer en même temps les révoltes de l'estomac par l'ingestion de petits morceaux de glace et de petites gorgées d'eau de Seltz laudanisée. Dès que la tolérance gastrique fut rétablie, je fis prendre à Mme D... quelques cuillerées d'abord, et progressivement deux ou trois verres d'eau ferrugineuse, par jour. Au bout de six semaines, les bains mixtes de baignoire d'abord, puis les bains prolongés de piscine devenus possibles, eu égard aux forces de la malade, furent pris régulièrement et parfaitement supportés; j'en fis compléter l'action par dix à douze injections d'eau siliceuse, en vingt-quatre heures. La cure dura deux mois et demi, et les résultats en furent tellement satisfaisants que Mme D... jouit aujourd'hui d'un état de santé qu'elle n'avait pas connu jusque-là.

C'est encore vers la station de Luxeuil que je propose de diriger les femmes devenues leucorrhéiques en vertu d'une sorte de diathèse catarrhale ou par suite d'aménorrhée, de l'atonie ou de la mollesse du parenchyme de la matrice, de la vie sédentaire, de la débilité générale inséparable des plaisirs mondains et des fatigues qu'entraîne la vie à contre-sens des grandes villes. Ce n'est pas uniquement sur la qualité des eaux que je fonde l'espoir d'une guérison, mais aussi sur les qualités topographiques de la contrée, englobée dans la chaîne des Vosges.

Cependant, si l'intervention des eaux ferrugineuses n'est pas d'absolue nécessité pour le traitement de la leucorrhée, on peut les remplacer par le groupe des eaux sulfurées sodiques.

S'il est démontré que la leucorrhée a sa cause principale dans la scrofule ou l'herpétisme, par exemple, son traitement appartient de droit aux eaux chlorurées fortes, aux eaux arsenicales (1), à celles qui contiennent des proportions sensibles de brome et d'iode. C'est à cet ordre qu'il faut rapporter Salins, Salies-de-Béarn, Moûtiers en Savoie, Balaruc, Challes, ou bien encore La Bourboule *arsenicale*, la panacée du jour.

Lorsque la leucorrhée est d'origine rhumatismale, toutes les eaux fortement minéralisées et à thermalité élevée peuvent être indifféremment prescrites, surtout lorsque la femme est d'une constitution torpide, lymphatique ou très-peu susceptible de réactions. Il faut, au contraire, s'adresser aux eaux faiblement minéralisées, telles que celles de Néris, Plombières, Luxeuil, Bourbon-Lancy, etc., etc., quand les malades sont névropathiques, excitables ou sujettes aux douleurs viscérales.

Toutes les fois que la leucorrhée est un phénomène purement symptomatique d'une autre affection, son traitement se rattache nécessairement, mais dans un ordre secondaire, à celui de la maladie dont elle dépend ou dont elle constitue une simple complication.

Les bains de mer, l'hydrothérapie employés avec méthode et circonspection, ajoutent une précieuse ressource à celles dont nous disposons contre les affections catarrhales. Les ablu-

---

(1) L'eau minérale de Luxeuil ne contient point d'arsenic. C'est donc à tort que cette substance figure, pour une proportion excessive, dans une analyse de pure fantaisie mise en circulation sous la forme d'une carte d'échantillons.

tions générales d'eau froide, renouvelées chaque jour, ne sont pas encore appréciées en France autant qu'elles le méritent, comme moyen d'activer et de régulariser les fonctions de la peau. Ces lavages réitérés ont, en effet, pour avantages de faciliter la perspiration cutanée en faisant disparaître les immondices et les sédiments de toute nature qui obstruent l'orifice des vaisseaux exhalants, d'assouplir et de vasculariser, par l'habitude des réactions journalières, les téguments arides ou desséchés, d'augmenter la vitalité de la peau et de la rendre moins sensible à l'impression du froid humide, l'ennemi mortel des membranes muqueuses.

En résumé, les manœuvres hydrothérapiques, comme les bains de mer, opèrent sur la peau une immense révulsion dont profitent les muqueuses affectées de catarrhe chronique ; elles constituent, en outre, un puissant moyen de réconforter les constitutions affaiblies par de longues souffrances ; mais, qu'on veuille bien ne jamais l'oublier, elles ne sauraient remplacer le fer dans les cas où la leucorrhée se lie à l'anémie, comme cause ou comme effet.

Traitement hygiénique. — Pour consolider les bons effets d'une cure thermale et prévenir les récidives du catarrhe vésical et de la leucorrhée, particulièrement chez les personnes qui en ont subi plusieurs fois les atteintes, il convient de faire appel aux ressources que nous offre l'hygiène. J'attache à ce concours une telle importance, que je le considère comme la seule garantie d'une guérison durable. L'ensemble des procédés hygiéniques de préservation usités en pareil cas émane des données les plus simples de la physiologie. Pour en comprendre l'application, il suffit de se rappeler que les fluides et les solides de l'organisme, obéissant à une impulsion centrifuge ou centripète, se dilatent ou se condensent suivant que la température ambiante est très-élevée ou très-basse. L'expansion des fluides s'opère surtout au milieu d'un air sec et chaud ; la peau alors se gonfle, rougit et sécrète avec abondance, tandis que les membranes muqueuses se sèchent, pour ainsi dire; dès lors, toute espèce de flux catarrhal s'amoindrit ou disparaît totalement. Sous l'influence purement physique de l'humidité, la perspiration cutanée se supprime, les surfaces muqueuses s'imbibent de tous les produits liquides non exhalés par la peau, qu'elles suppléent, et fournissent d'abondantes sécrétions.

En général, le catarrhe simple s'amende de lui-même, sous notre latitude, au printemps et en été; mais il s'aggrave ou il récidive en automne et en hiver, par la seule influence des intempéries atmosphériques. Il y aurait donc un avantage certain à faire, pour le traitement hygiénique de cette affection, le contraire de ce qui s'est pratiqué jusqu'ici, c'est-à-dire qu'il faudrait combattre le catarrhe par le régime des eaux minérales dans la saison qui lui est le plus défavorable, afin que la convalescence et la guérison coïncident avec la saison propre à affermir le succès obtenu.

Si ce renversement d'habitudes est impossible et si le malade est facilement mobilisable, le souvenir des modifications physiologiques que subit l'organisme humain suivant les lieux qu'il habite doit servir de règle dans le choix des localités ou des climats à assigner aux sujets catarrheux, pour l'hiver. Sans rechercher pour ceux-ci les degrés supérieurs de l'échelle thermométrique, on peut se contenter de choisir, parmi les stations hivernales, celles qu'échauffe modérément le soleil, mais sur lesquelles soufflent habituellement des vents dépourvus d'humidité. J'insiste tout spécialement sur la nécessité de ces déplacements, dont l'expérience confirme chaque année les excellents résultats.

J'ai vu partir pour les stations hivernales du Midi une foule de malades atteints de phthisie confirmée; je n'en ai pas vu un seul revenir guéri. De tous les catarrheux que j'ai dirigés vers les mêmes contrées pour y passer l'hiver et l'automne, il en est bien peu qui n'aient obtenu de ce séjour le perfectionnement et la stabilité de leur guérison.

Les qualités du vêtement tiennent aussi une place importante dans le traitement hygiénique du catarrhe et de la leucorrhée. On sait que les tissus grossiers de laine agacent et irritent par leurs aspérités les papilles nerveuses de la peau, et qu'ils animent ainsi la circulation capillaire des surfaces qu'ils recouvrent. De là une révulsion cutanée permanente, d'une vaste étendue et dont les bons effets s'augmentent encore de ceux de l'exhalation qui l'accompagne. C'est ainsi qu'un gilet, une ceinture abdominale, des caleçons et des bas de laine constituent une sorte de climat chaud dont bénéficient les convalescents qui ne peuvent point émigrer vers les contrées méridionales.

Les brins compactes et non perméables de la laine forment, en outre, un écran sous lequel la peau se trouve abritée contre l'humidité atmosphérique et les vicissitudes de température.

Le choix des aliments a une certaine importance; mais il est subordonné avant tout aux variétés et aux périodes diverses de la maladie. Dans les cas de leucorrhée et de catarrhe purulents, un régime tonique, mais non excitant, est de toute nécessité, parce que l'abondance et la nature de l'écoulement doivent être compensées par une alimentation substantielle capable de prévenir un état d'épuisement excessif.

Généralement, le régime des tables d'hôte, dans les stations thermales, est déplorablement conçu, en ce qu'il est trop excitant et par conséquent défavorable à la guérison des affections catarrhales qui procèdent d'une irritation des muqueuses. C'est à peu près partout de la cuisine à la *Congrève* qui aura toujours les pires résultats, tant qu'on n'en aura pas banni les salaisons, les fromages fermentés, les condiments incendiaires, les liqueurs fortes et surtout le café, si le malade est sujet aux congestions hémorrhoïdaires.

Une sage précaution à prendre pour ceux qui sont atteints du catarrhe vésical consiste à uriner à genoux ou debout, après avoir marché pendant quelques minutes, et à répondre sans différer à toute sollicitation de la part de la vessie. Lorsque la miction est incomplète, il est bon de s'exercer à vider la vessie avec une sonde, afin de prévenir l'accumulation des sels et des mucosités dans le bas-fond de l'organe.

Il n'existe pas de sources minérales capables en trois semaines, durée habituelle de la cure, de guérir définitivement une maladie chronique rebelle, comme le sont le catarrhe de la vessie et les flueurs blanches. On doit donc s'attendre à quelques rechutes et se mettre en mesure de les réprimer immédiatement. S'agit-il d'un catarrhe urique, dès que le sable reparaît dans les urines, il faut remettre le malade à l'usage de l'eau de Vichy à petites doses, et injecter dans la vessie une légère solution de bicarbonate de lithine. Si la région cervico-vaginale ou la cavité de l'utérus se reprennent à sécréter le muco-pus de la leucorrhée, il faut aussitôt recourir aux injections vaginales appropriées à l'état morbide des tissus. Afin de la rendre facilement transportable sous un petit volume, j'ai fait concentrer par évaporation une certaine quantité d'eau siliceuse puisée aux sources des Dames et des Fleurs, à Luxeuil. Toutes les fois que je reconnais dans les pertes blanches une origine idiopathique, je m'empresse de combattre les retours de l'écoulement au moyen d'irrigations vaginales composées, à parties égales, de cette eau condensée et d'eau douce. J'ai fait reculer bon nombre de récidives par cette manœuvre que je recommande à la confiance des malades et des praticiens.

Je viens de m'appliquer à déterminer, aussi exactement qu'il est possible de le faire aujourd'hui, le degré d'utilité des eaux minérales dans le traitement des affections catarrhales de l'appareil génito-urinaire, chez les deux sexes. Je me propose d'étudier, sous le même point de vue, l'anémie, l'aménorrhée, la stérilité et certains états morbides de l'utérus, dès que j'aurai recueilli pour cela, à Luxeuil, des faits suffisamment nombreux et variés. Tout ce qui a été écrit, jusqu'ici, sur cette station, ne sort guère du domaine de la topographie pure; les recherches cliniques y font absolument défaut. C'est une lacune que j'aspire à combler.

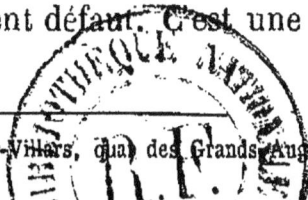

Paris. — Imp. Gauthier-Villars, quai des Grands-Augustins, 55.

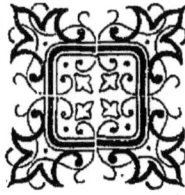